गृहलक्ष्मी

कोविड

रिकवरी एक्सरसाइज

गाइड

गृहलक्ष्मी ने ठाना है कोरोना को भगाना है

© प्रकाशकाधीन

प्रकाशक:

डायमंड पॉकेट बुक्स प्रा.लि.

X-30, ओखला इण्डस्ट्रियल एरिया, फेज-2, नई दिल्ली-110020

फोन : 011-40712200

ई-मेल : sales@dpb.in

वेबसाइट : www.diamondbook,.in

संस्करण : 2021

Design by: *Diwan Singh*

GREHLAKSHMI COVID RECOVERY GUIDE
by: Monika Aggarwal

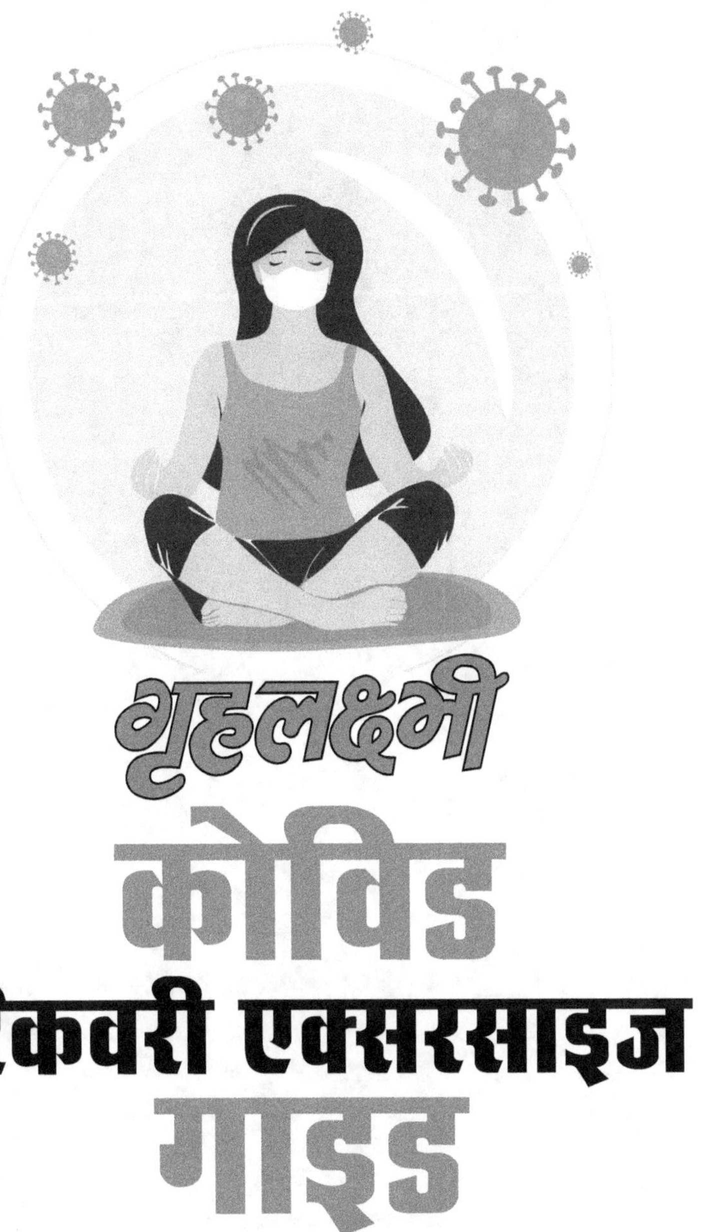

गृहलक्ष्मी

कोविड

रिकवरी एक्सरसाइज

गाइड

••• विषय सूची •••

इस महामारी के समय बच्चे हों या बड़े, हर किसी की सुरक्षा जरूरी है। कृपया डॉक्टर के संपर्क में रहें और कोई भी उपचार अपनाने से पहले डॉक्टर से सलाह जरूर लें।

सोर्स- नेशनल सेंटर फॉर डिजीज कंट्रोल, डिपार्टमेंट ऑफ मेडिकल हेल्थ एंड फैमिली वेलफेयर, स्वास्थ्य एवं परिवार कल्याण मन्त्रालय, भारत सरकार, वर्ल्ड हेल्थ ऑर्गेनाइजेशन, जॉन हापकिंस यूनिवर्सिटी ऑफ़ मेडिसिन, यूनेस्को कोविड–19 रिस्पांस एंड रिसोर्स, यूनिसेफ

कोविड रिकवरी कसरत

कोविड-19 से रिकवर होने के बाद भी आपको कुछ एक लक्षण देखने को मिलेंगे, जिसमें कमजोरी, थकावट, सांस में रुकावट आना और काम करने में मुश्किल महसूस होना आदि शामिल हैं। जब आपको यह सारे लक्षण ठीक होने के बाद भी दिखते हैं तो इससे आपको स्ट्रेस हो सकता है जिससे आपके दिमाग पर नकारात्मक प्रभाव पड़ेगा। डर और डिप्रेशन दोबारा से आपकी शारीरिक सेहत को प्रभावित करेंगे, जिससे आपको ठीक होने में और अधिक समय लगेगा। तो क्या है समाधान? बता रही हैं- मोनिका अग्रवाल-

समाधान : मूव करना शुरू करें

आपके द्वारा कोई भी गतिविधि करने से आपकी बॉडी ठीक होने लगती है और इससे आपका शरीर और मस्तिष्क रिस्टोर होने चालू हो जाता है। हम अगर वह गतिविधियां चालू करें जिनका हमारा शरीर पहले ही आदी हो चुका है, इससे हम लक्षणों से रिकवर होने की और अपने पहले वाले रूटीन की ओर कदम बढ़ाने की पहल कर सकते हैं।

मानव शरीर की 5 ऐसी गतिविधियां हैं जो उसके मस्तिष्क और शरीर को पहले जैसा रिस्टोर करने में मदद करती हैं। आइए जानते हैं यह कौन-कौन-सी 5 गतिविधियां हैं।

लंबी-लंबी सांसें लेना (डीप ब्रीदिंग) : अगर आप लंबी-लंबी सांस लेते हैं तो इससे आपके फेफड़े नीचे से ऊपर तक ऑक्सीजन से भरते हैं।

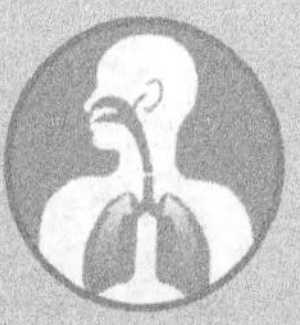

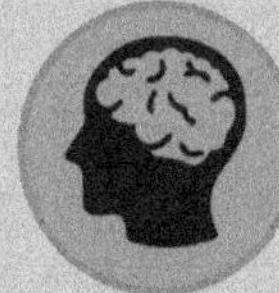

अपने वेस्टिब्यूलर सिस्टम को चालू करें : हमारा वेस्टिब्यूलर सिस्टम हमारे शरीर से आने वाले संदेशों और इनपुट्स को नियंत्रित और संतुलित करता है और इसको हम अपने सिर और आंखों की गतिविधियों से चालू कर सकते हैं।

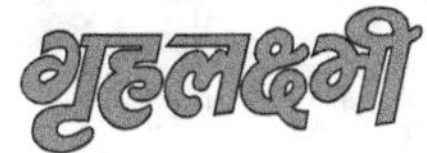

अपनी बॉडी को क्रॉस करें : कुछ ऐसी गतिविधियां करें जिनसे आपका शरीर क्रॉस हो सके। इसके लिए आप कुछ क्रॉस बॉडी पैटर्न जैसे– रेंगना, मार्च करना या चलने जैसी गतिविधियां कर सकते हैं।

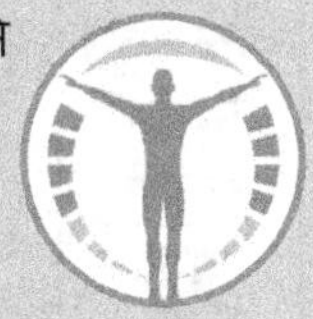

मजबूती बनाएं : शरीर में मजबूती बनाने के लिए अपने मसल्स की स्ट्रेंथ बढ़ाएं।

धैर्य को बढ़ाएं : कुछ शारीरिक गतिविधियों के लिए अपना टॉलरेंस लेवल बढ़ाएं।

हमारा गतिविधियों का पैटर्न हमारे बचपन या पूरी उम्र के दौरान विकसित होता रहता है। मूवमेंट पैटर्न हमारे शरीर को उसका काम अच्छी प्रकार करने के लिए सहायता करता है। इसलिए आपको कुछ ऐसी एक्सरसाइज करनी चाहिए जिनसे आपका शरीर मजबूत बने और आपका पूरा शरीर पहले की तरह रिकवर हो सके। ऐसी एक्सरसाइज पैटर्न में शामिल हैं–

- कार्डिपल्मोनरी (हृदय और फेफड़ों के लिए)।
- न्यूरो वेस्टिब्यूलर (समन्वय और संतुलन के लिए)।
- मस्कुलोस्कुलोस्केलेटल (मसल्स और जोड़ों के लिए)।
- मानसिक और कॉग्निटिव (मस्तिष्क और सोच के लिएद्ध)।

तीसरा मेथड : पुनर्वास के चरण

	शुरुआती चरण	मध्यम चरण	अंतिम चरण
डीप ब्रीदिंग	अपनी कमर के बल या पेट के बल डीप ब्रीदिंग करें या गाना गाएं।	बैठ कर और खड़े होकर डीप ब्रेथ करें।	खड़े होकर या अन्य गतिविधियां करते समय डीप ब्रीदिंग करें।

वेस्टिब्यूलर सिस्टम को चालू करना	बैठ कर ऊपर-नीचे या दाएं-बाएं देखना या फिर बेड पर रोल करना।	● बैठे-बैठे सिर घुमाएं। ● बैठे-बैठे ही सिर रोटेट करें। ● कुर्सी पर बैठ कर गतिविधि करें। ● कुर्सी पर बैठ कर खड़े हों।	● हाथों और घुटनों की गतिविधियां करें। ● विंडशील्ड वाइपर।
बॉडी को क्रॉस करना	बेड पर लेट कर क्रॉस क्रॉउल टच करें।	बैठ कर क्रॉस क्राउल मार्च करें।	● बर्ड डॉग जैसी एक्सरसाइज करें। ● खड़े होकर क्रॉस क्राउल करें।
मजबूती बनाना	उबासी लें या मुस्कुराएं।	● लंबी सांस लेने के साथ-साथ वेट के साथ बाइसेप कर्ल करें। ● वेट के साथ बिलेटरल शोल्डर प्रेस।	● पहले केवल अपने पंजे पर खड़े हों, फिर धीरे- धीरे अपनी पैरों की उंगलियों पर खड़े होने की सोचें। ● सांस लेने के साथ-साथ मिनी स्काट करें। ● दीवार के साथ पुश अप्स करें।
टॉलरेंस लेवल बढ़ाएं	5 मिनट तक कार्डियो करें।	10 मिनट तक कार्डियो करें।	30 से 45 मिनट तक कार्डियो करें।

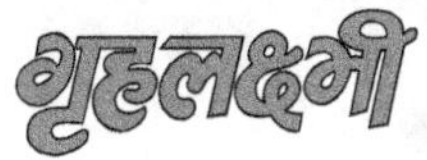

आपको आपकी पूरी पहले जैसी सेहत और एक स्वस्थ शरीर देने के लिए आपके पुनर्वास में निम्न चरण होंगे। इस प्रोग्राम में 3 आसान–सी एक्सरसाइज होंगी जो आप आसानी से कर पाएंगे। इन चरणों में आप कितनी गतिविधि कर सकते हैं यह पता चलेगा और उसमें थोड़ी–थोड़ी और लेयर एड होती जाएंगी। आसान शब्दों में आप जिस भी चरण में खुद को भी महसूस करते हैं उससे आगे चालू कर दें। यह तीन चरण निम्न हैं–

- शुरुआती चरण
- मध्यम चरण
- फाइनल चरण जिसमें आप खड़े होकर गतिविधियां कर पाएंगे।

सावधानियां

यह एक्सरसाइज निम्न स्थितियों में न करें–

- जब आपको बुखार हो।
- आपको रेस्ट करते समय भी सांस लेने में परेशानी हो रही हो।
- जब आपको किसी तरह का छाती में दर्द हो।
- आपको पैरों में सूजन हो।

अगर आपको एक्सरसाइज करते समय निम्न दिक्कतों का सामना करना पड़ता है तो यह एक्सरसाइज तुरंत बंद कर दें।

- चक्कर आना।
- सामान्य रूप से अधिक सांस फूलना।
- छाती में दर्द होना।
- स्किन का ठंडा पड़ जाना।
- बहुत अधिक थकान होना।
- अनियमित धड़कन होना।

अगर आपका चक्कर आना, सांस फूलना या छाती में दर्द होना जैसी समस्या आराम के बाद भी ठीक नहीं होती है तो आपको तुरंत डॉक्टर की मदद लेनी चाहिए।

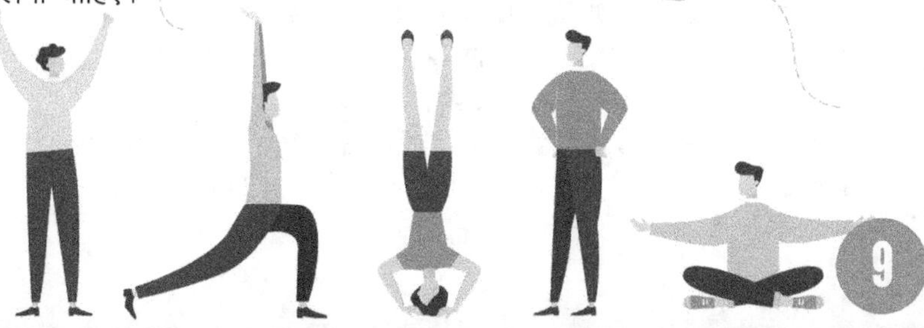

शुरुआती चरण

कमर के बल लेट कर डीप ब्रीदिंग- (एक मिनट तक)

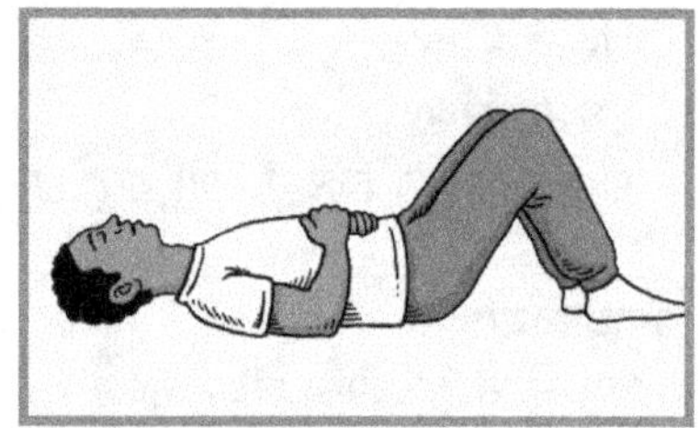

● डीप ब्रीदिंग डायाफ्राम का प्रयोग करके फेफड़ों को पहले जैसा काम करने में मदद मिलती है। नाक के द्वारा सांस लेने में आपका डायाफ्राम मजबूत होता है और इससे आपका नर्वस सिस्टम आपको रिलैक्स और रिस्टोर करने में बढ़ावा देता है।

● अपनी कमर के बल लेटें, अपने घुटनों को मोड़ लें ताकि आपके पैर (फीट) बेड पर ही रहें।

● अपने हाथों को अपने पेट के ऊपर रखें या उन्हें अपने पेट की साइड में लपेट लें।

● अपने होठों को बंद करें और अपनी जीभ को मुंह के ऊपर वाले हिस्से यानी मुंह की छत पर लगाएं।

● अपने नाक के माध्यम से सांस अंदर लें और हवा को अपने पेट तक लेकर जाएं जहां आपके हाथ रखे हुए हैं। अपनी सांस लेने के साथ–साथ कोशिश करें कि आपकी उंगलियां एक दूसरे से अलग–अलग हों अर्थात् उन्हें खोल लें।

● अब धीरे–धीरे अपने नाक से सांस छोड़ दें।

● इस डीप ब्रेथ को एक मिनट तक रिपीट करें।

पेट के बल लेट कर डीप ब्रीदिंग- (एक मिनट तक)

● अपने पेट के बल लेट जाएं और अपने सिर के नीचे अपने हाथ रख लें ताकि आपको सांस लेने में कोई दिक्कत न आए।

● अपने होठों को बंद करें और अपनी जीभ को अपने मुंह के ऊपर वाले भाग पर टच करें।

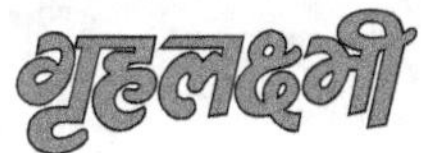

● अपने नाक से सांस अंदर लें और उसे पेट तक ले जाएं। जैसे ही आप सांस लेते हैं अपने पेट को गद्दे की ओर धकेलने की कोशिश करें।

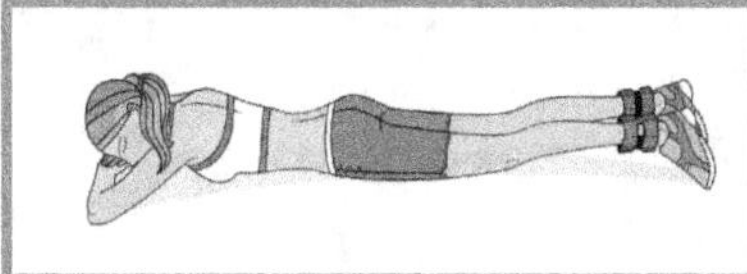

● अब सांस अपने नाक के माध्यम से धीरे–धीरे बाहर छोड़ें और ऐसा एक मिनट तक रिपीट करें।

गाना गाएं या गुनगुनाएं (एक मिनट तक)

● गाना गुनगुना भी आपको शांति प्रदान करने में लाभदायक है। इससे आपकी स्ट्रेस कम होगी और आप धीरे–धीरे रिकवर होने लगेंगे।

● किसी कुर्सी या बेड पर सीधे बैठ जाएं।

● अपने हाथों को पेट की साइड पर रखें।

● अपने नाक के माध्यम से सांस अंदर लें और हवा को अपने पेट तक लेकर जाएं जहां आपके हाथ रखे हुए हैं। अपनी सांस लेने के साथ–साथ कोशिश करें कि आपकी उंगलियां एक दूसरे से अलग–अलग हों अर्थात् उन्हें खोल लें।

● ऐसा करने के बाद आपके फेफड़ों में हवा भर जाएगी और अब आपको अपने होंठ बंद रखते हुए ही हम्म्म की ध्वनि निकालनी है। अपने हाथों को नीचे जाते हुए नोटिस करें।

● इस प्रकिया को एक मिनट तक रिपीट करें।

वेस्टिब्यूलर सिस्टम को चालू करना (टोटल 3 मिनट)

आंखों को ऊपर-नीचे घुमाना
(लगभग 30 सेकंड तक)

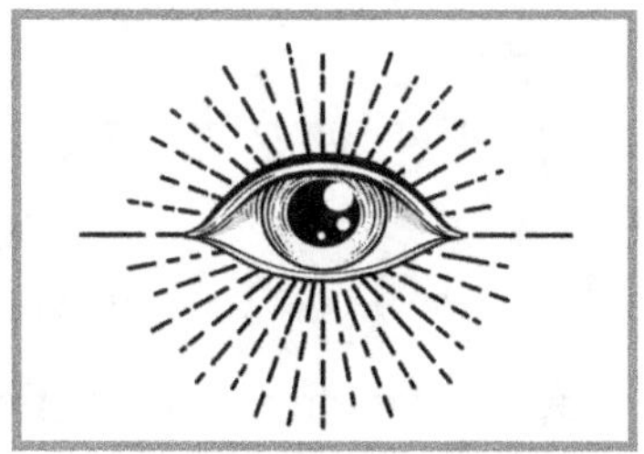

● किसी मजबूत कुर्सी पर या अपने बेड पर बिलकुल सीधे हो कर बैठें।

● अपने सिर को स्थिर रख कर एक बार ऊपर की ओर देखें और एक बार नीचे की ओर देखें।

● अब इसे 30 सेकंड के लिए रिपीट करें।

आंखों को बैठे हुए दाएं या बाएं ओर घुमाना (30 सेकंड के लिए)

● किसी मजबूत कुर्सी पर या अपने बेड पर बिलकुल सीधे हो कर बैठें।

● अपने सिर को स्थिर रख कर एक बार दाएं ओर देखें और एक बार बाएं ओर देखें।

● अब इसे 30 सेकंड के लिए रिपीट करें।

बेड रोलिंग (2 मिनट के लिए)

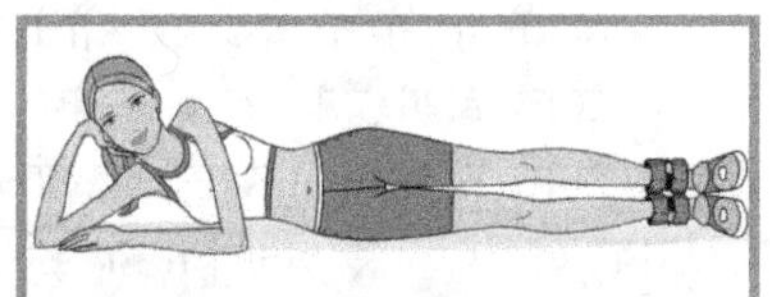

इस क्रिया के माध्यम से आपकी स्पाइन में एक बहुत ही जेंटल रोटेशन होगी जिस कारण आपकी रिब केज खुलेगी और आपके कंधों में और अधिक लचक आयेगी।

● अपनी कमर के बल आरामदायक स्थिति में लेट जाइए।

● अपनी आंखों द्वारा दाईं ओर देखें।

● अपने सिर को दाईं ओर रोटेट करें।

● अपने पूरे शरीर को दाईं ओर लाएं ताकि आप एक साइड पर हो सकें।

● अब एक या दो लंबी सांसें लें।

● अब अपनी आंखों द्वारा बाईं ओर देखें।

● अब अपने सिर को बाईं ओर लेकर आएं।

● अब अपने पूरे शरीर को बाईं ओर ले जाएं ताकि आप बाईं साइड हो सके।

● अब दोबारा दाईं ओर मुड़ने से पहले एक या दो लंबी सांस लें।

● याद रखें पहले अपनी आंखें रोटेट करें, फिर अपना सिर और फिर अपना पूरा शरीर।

● इसी प्रकिया को पूरे दो मिनट तक दोहराएं।

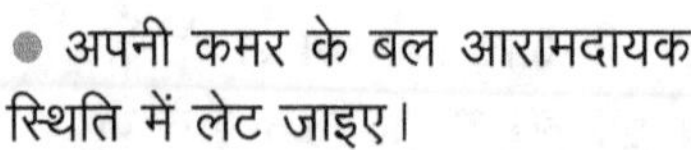

अपनी बॉडी क्रॉस करें (टोटल एक मिनट तक)

लेटते हुए क्रॉस क्राउल टच (एक मिनट के लिए)

● एक स्थिर जगह पर लेट जाएं और अगर आवश्यकता पड़ रही है तो

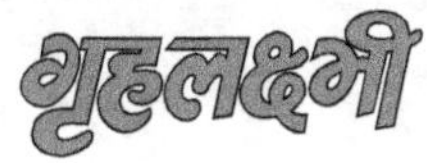

अपने सिर को सहारा दें।

● अगर हो सके तो अपनी बाजू से शुरू करें और अगर संभव हो सके तो अपनी बाजू को भूमि के ऊपर से शुरू करें।

● अपना दायां हाथ लें और अपने बाईं जांघ को छुएं। अगर हो सके तो अपनी बाईं जांघ को उठा लें ताकि आपका हाथ उसे छू सके।

● अब अपने हाथ को वापिस भूमि के ऊपर लाएं।

● अब अपना बायां हाथ लें और अपनी दाएं जांघ को उससे छुएं। अगर आपसे यह हो सकता है तो अपनी जांघ को थोड़ी ऊपर उठा लें ताकि आपका हाथ उसे छू सके।

● अब इस टच को रिलीज करें और शुरुआती अवस्था में आएं।

● अब इसी प्रक्रिया को एक मिनट तक दोहराएं।

मजबूती बनाएं (एक मिनट तक)

उबासी लें और मुस्कुराएं (एक मिनट तक)

● सबसे पहले एक मजबूत कुर्सी पर या किसी बेड पर सीधे हो कर बैठ जाएं।

● अपने हाथों को ऊपर की ओर ले जाएं और स्ट्रेच करते हुए एक बड़ी सी उबासी लें।

● इसे फिनिश करते समय 3 सेकंड तक मुस्कुराएं।

● एक मिनट तक अब इसी प्रक्रिया को रिपीट करें।

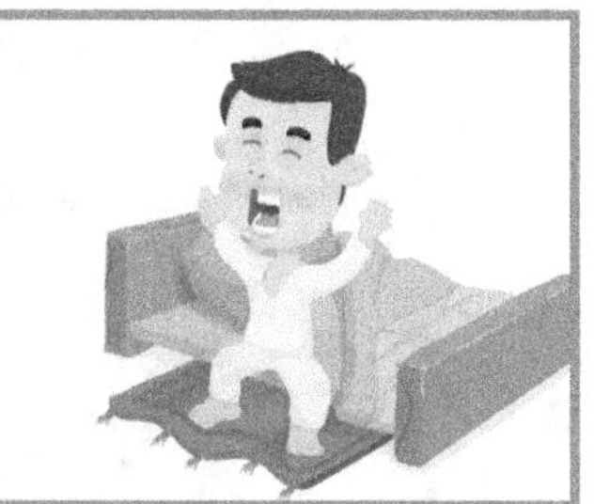

टोलरेंस लेवल बढ़ाएं (टोटल 5 मिनट तक)

कुछ एंड्यूरेंस गतिविधियां

● किसी ऐसी जगह पर वॉक करें जहां आप लम्बे–लम्बे पूरे वाक्य कह सकें।

● इसका मुख्य उद्देश्य आपको 5 मिनट तक वॉकिंग करवाना है। इस दौरान

रुकें न। शुरुआत में आपको हो सकता है रेस्ट लेने की जरूरत पड़े लेकिन इस एक्सरसाइज को तब तक जारी रखें जब तक आप पूरे 5 मिनट तक बिना रुके वॉक नहीं करने लग जाते। अगर आपको यह बहुत कठिन लग रहा है तो आप इसे आसान बनाने के लिए किसी ऐसी जगह जाएं जहां आप आसानी से चल सकते हैं और आप किसी सहारे के लिए कुर्सी या डंडे का प्रयोग भी कर सकते हैं।

● रोजाना आपको 3 से 5 मिनट तक वॉक करना है।

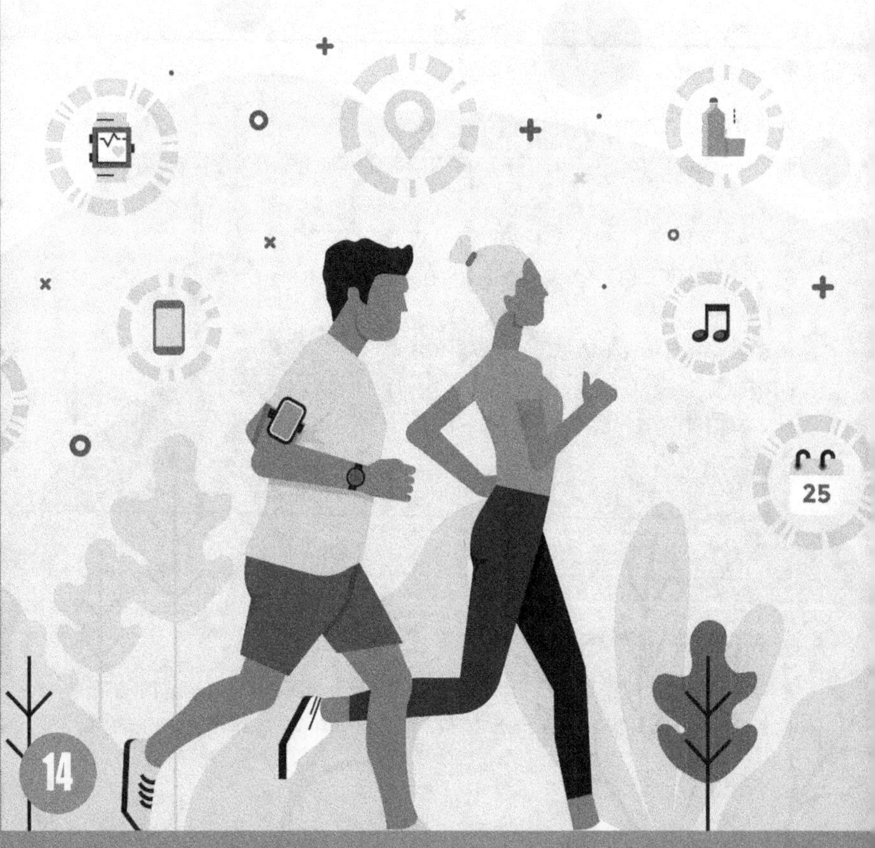

मध्यम चरण

डीप ब्रीदिंग (टोटल 2 मिनट तक)

बैठते समय डीप ब्रीदिंग (एक मिनट के लिए)

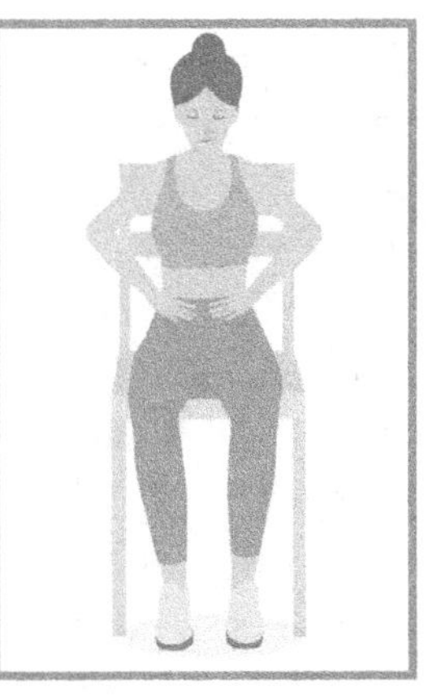

- एक मजबूत कुर्सी पर या किसी बेड पर सीधे बैठ जाएं।
- अपने हाथों को अपने पेट के ऊपर रखें या उन्हें अपने पेट की साइड में लपेट लें।
- अपने होठों को बंद करें और अपनी जीभ को मुंह के ऊपर वाले हिस्से यानी मुंह की छत पर लगाएं।
- अपने नाक के माध्यम से सांस अंदर लें और हवा को अपने पेट तक लेकर जाएं जहां आपके हाथ रखे हुए हैं। अपनी सांस लेने के साथ–साथ कोशिश करें कि आपकी उंगलियां एक दूसरे से अलग–अलग हों अर्थात् उन्हें खोल लें।
- अब धीरे–धीरे अपने नाक से सांस छोड़ दें।
- इस डीप ब्रेथ की प्रक्रिया को एक मिनट तक रिपीट करें।

खड़े हो कर डीप ब्रीदिंग (एक मिनट के लिए)

- सीधे खड़े हो जाएं।
- अपने हाथों को अपने पेट के ऊपर रखें या उन्हें अपने पेट की साइड में लपेट लें।
- अपने होठों को बंद करें और अपनी जीभ को मुंह के ऊपर वाले हिस्से यानी मुंह की छत पर लगाएं।
- अपने नाक के माध्यम से सांस अंदर लें और हवा को अपने पेट तक लेकर जाएं जहां आपके हाथ रखे हुए हैं। अपनी सांस लेने के साथ–साथ कोशिश करें कि आपकी उंगलियां एक दूसरे से अलग–अलग हों अर्थात उन्हें खोल लें।

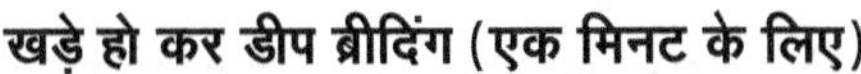

- अब धीरे–धीरे अपने नाक से सांस छोड़ दें।
- इस डीप ब्रेथ की प्रक्रिया को एक मिनट तक रिपीट करें।

वेरिटब्यूलर सिस्टम को चालू करें (टोटल 3 मिनट के लिए)

सिर को घुमाएं, बैठ कर ऊपर ओर नीचे की ओर देखें (30 सेकंड के लिए)

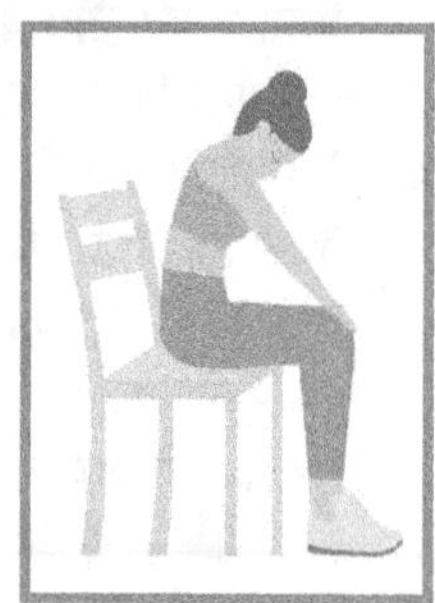

- यह गतिविधि आपके शरीर को सेंटर से मजबूत करेगी।
- एक मजबूत कुर्सी पर या किसी बेड पर सीधे बैठ जाएं।
- अपने होठों को बंद करें और अपनी जीभ को मुंह के ऊपर वाले हिस्से यानी मुंह की छत पर लगाएं।
- अपने नाक के माध्यम से सांस अंदर लेकर जाएं और ऊपर की ओर देखें, सिर को उतना ऊपर तक लेकर जाएं जितना हो सकता है।
- जब आप नाक से सांस छोड़ें तो अपनी आंखों द्वारा नीचे की ओर देखें और धीरे–धीरे अपनी ठुड्डी को छाती के करीब लाएं।

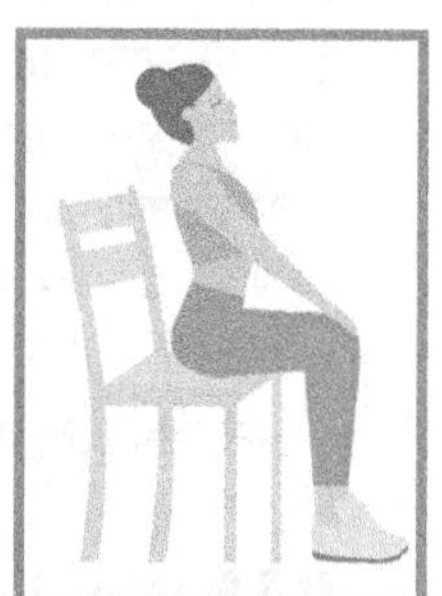

- अपनी गतिविधियों को अपनी सांस के साथ मैच करने की कोशिश करें। जब आप सांस अंदर ले जाते हैं तो सिर को ऊपर की ओर ले कर जाएं और जब आप सांस बाहर छोड़ते हैं तो सिर को नीचे की ओर लाएं।
- इस गतिविधि को लगभग 30 सेकंड तक दोहराएं।

सिर को घुमाएं, बैठ कर दाएं से बाएं ओर देखें (30 सेकंड के लिए)

- एक मजबूत कुर्सी पर या किसी बेड पर सीधे बैठ जाएं।
- अपने होठों को बंद करें और अपनी जीभ को मुंह के ऊपर वाले हिस्से यानी मुंह की छत पर लगाएं।
- अपनी आंखों के द्वारा दाएं ओर देखें फिर अपने सिर को दाईं ओर घुमाएं। इस दौरान ऐसा लगना चाहिए कि आप अपने दाएं कंधे से पीछे की ओर देख रहे हैं।
- अपनी आंखों के द्वारा बाएं ओर देखें फिर अपने सिर को बाएं ओर घुमाएं।

इस दौरान ऐसा लगना चाहिए कि आप अपने बाएं कंधे से पीछे की ओर देख रहे हैं।

● अपने सिर को रोटेट करते हुए केवल इतना ही घुमाएं कि आपको किसी प्रकार का दर्द महसूस न हो पाए।

● अब इस प्रक्रिया को 30 सेकंड के लिए रिपीट करें।

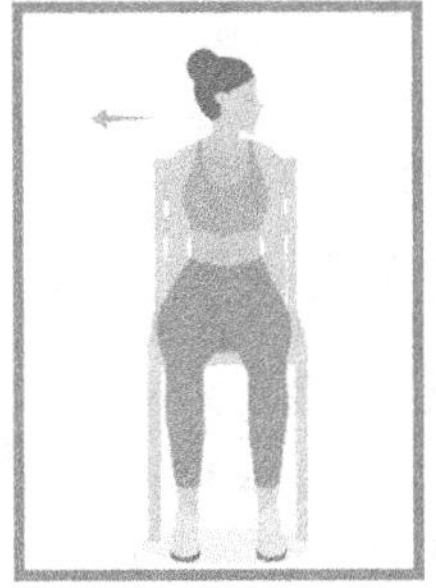
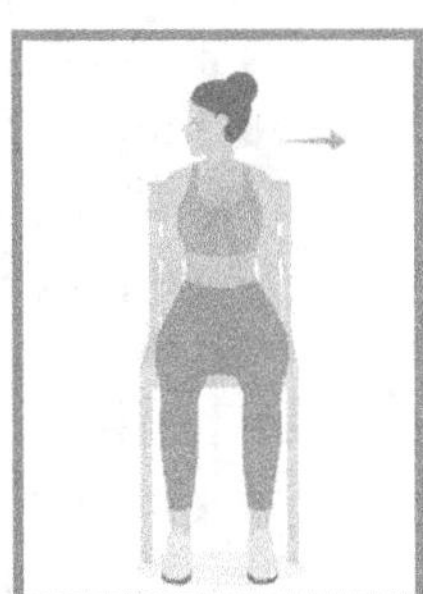

बैठते हुए कुर्सी पर रॉकिंग करना (एक मिनट के लिए)

● यह गतिविधि आपके वेस्टीब्युलर सिस्टम को चालू करती है और आपके पेट और गर्दन की मसल्स के बीच एक मजबूत रिश्ता बनाती है। इससे आपके जज्बातों को भी थोड़ी राहत और चैन मिलेगा। यह गतिविधि आपको डर के माहौल से निकाल कर रिकवर और रेस्टर करने की ओर ले जाती है।

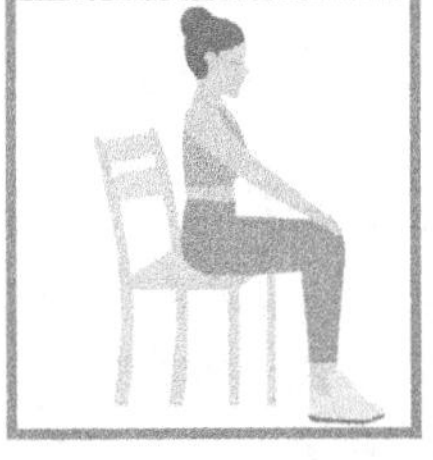
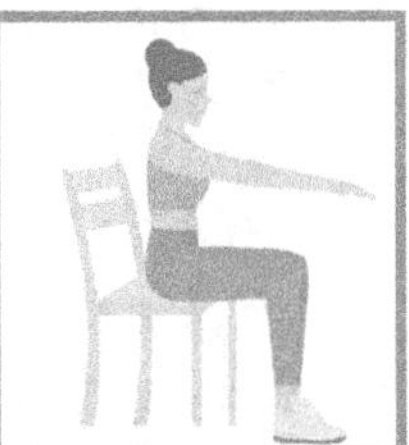
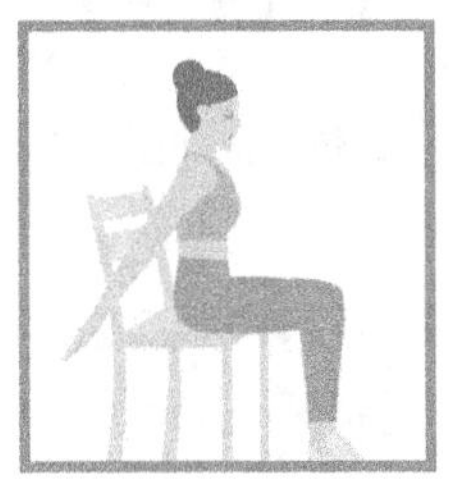

● बेड पर या किसी मजबूत कुर्सी पर सीधे बैठ जाएं।

● अपने सामने रखी किसी चीज को घूरना चालू करें।

● अपनी नजरों को उस चीज पर रखते हुए ही एक लंबी सांस लें और अपने सिर को होरीजन लेवल पर ही रखें। सांस अंदर ले जाते हुए कुर्सी पर पीछे की ओर जाएं और लेट जाएं।

● अब सांस छोड़ें और उस वस्तु की ओर आगे की तरफ झुक जाएं।

● पीछे जाते हुए सांस अंदर ले जाएं और सांस छोड़ते हुए आगे की ओर झुक जाएं।

● आप एक वस्तु की ओर देखते हुए आगे और पीछे की ओर रॉक कर रहे हैं।

● इस प्रक्रिया को एक मिनट तक करते रहें।

खड़े होने के लिए रॉक करें (एक मिनट के लिए)

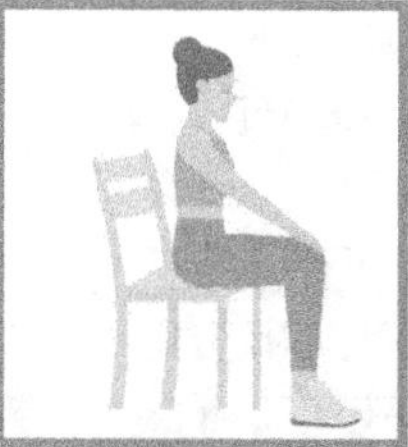 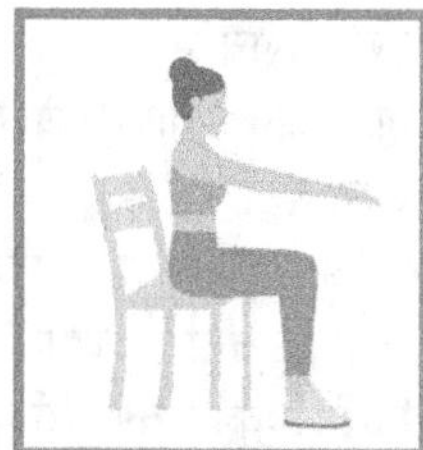

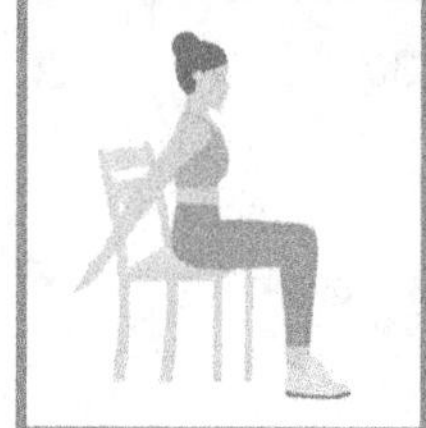 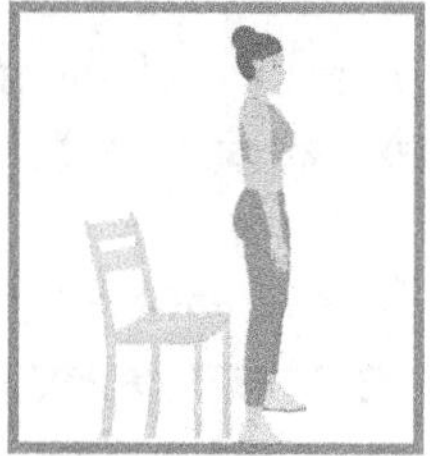

- यह गतिविधि आपके पैरों को मजबूत करती है और आपके पूरे शरीर में एक समन्वय स्थापित करती है।
- किसी मजबूत कुर्सी या बेड के एक किनारे पर बैठ जाएं।
- अपने सामने रखी किसी चीज को घूरना चालू करें।
- अपनी नजरों को उस चीज पर रखते हुए ही एक लंबी सांस लें और अपने सिर को होरीजन लेवल पर ही रखें।

सांस अंदर ले जाते हुए कुर्सी पर पीछे की ओर जाएं और लेट जाएं।

- अब जैसे ही आप सांस छोड़ते हैं तो थोड़ा आगे आते हुए खड़े हो जाएं।
- अब दोबारा से बैठ जाएं।
- सांस अंदर लें और पीछे की ओर लेट जाएं।
- अब फिर से सांस छोड़ें और खड़े हो जाएं।
- इस प्रक्रिया को एक मिनट तक रिपीट करें।

अपनी बॉडी क्रॉस करें (टोटल एक मिनट के लिए)

सीटेड क्रॉस क्रॉल टच

- किसी कुर्सी या एक बेड पर एक किनारे पर बैठ जाएं।
- अपने हाथों को ऊपर की ओर ले जाएं।
- अपना दायां हाथ लें और अपने बाईं जांघ को छुएं। अगर हो सके तो अपनी बाईं जांघ को उठा लें ताकि आपका हाथ उसे छू सके।
- अब अपने हाथ को वापिस भूमि के ऊपर लाएं।
- अब अपना बायां हाथ लें और अपनी दाएं जांघ को उससे छुएं। अगर आपसे यह हो सकता है तो अपनी जांघ को थोड़ी ऊपर उठा लें ताकि आपका हाथ उसे छू सके।

* अब इस टच को रिलीज करें और शुरुआती अवस्था में आएं।
* इसी प्रकार बैक और फोर्थ अवस्था में आएं।
* अब इसी प्रक्रिया को एक मिनट तक दोहराएं।

स्ट्रेंथ बनाएं (टोटल 2 मिनट तक)

ब्रीदिंग बाइसेप्स कर्ल (एक मिनट के लिए)

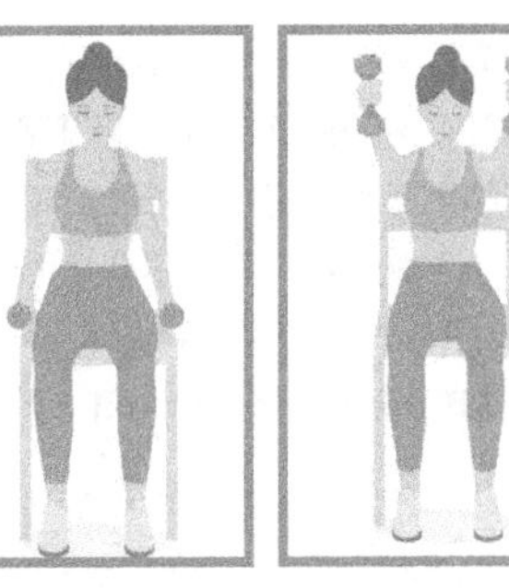

* सूप की दो कैन लें, पानी की बॉटल और 1 से 2 पाउंड डंबल भी लें।
* बेड या किसी कुर्सी पर सीधे बैठ जाएं।
* अब अपने दोनों हाथों में कैंस लें और अपनी कोहनियों को सीधा रखें।
* अपने नाक के माध्यम से सांस अंदर लें और अपने पेट तक सांस ले जाने की कोशिश करें।
* जैसे ही आप अपनी सांस छोड़ते हैं तो कैंस को अपने कंधों के ऊपर ले जाने की कोशिश करें। जितना आपसे हो सके उतना ऊपर ले जाने की कोशिश करें।
* अब जैसे ही आप सांस अंदर लेते हैं तो कैंस को नीचे की ओर ले आएं।
* अपनी बाजुओं की गतिविधि के साथ अपनी सांसों को मैच करने की कोशिश करें।
* जैसे ही आप बाजू ऊपर लेकर जाते हैं तो सांस छोड़ दें और जैसे ही नीचे लेकर आते हैं तो सांस ले लें।
* इस प्रक्रिया को एक मिनट तक रिपीट करें।

ब्रीदिंग शोल्डर प्रेस (एक मिनट के लिए)

* बिना किसी वजन के शुरू करें और अगर यह आपको ज्यादा आसान लग रहा है तो डम्बल या बॉटल हाथ में उठा लें।
* अब किसी कुर्सी या बेड पर एक किनारे पर बैठ जाएं।
* अगर आप कैन या वेट का प्रयोग कर रहे हैं तो कंधों से ऊपर ले जाने का प्रयास करें।

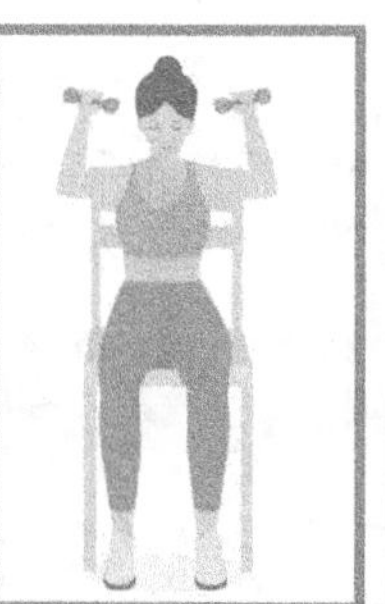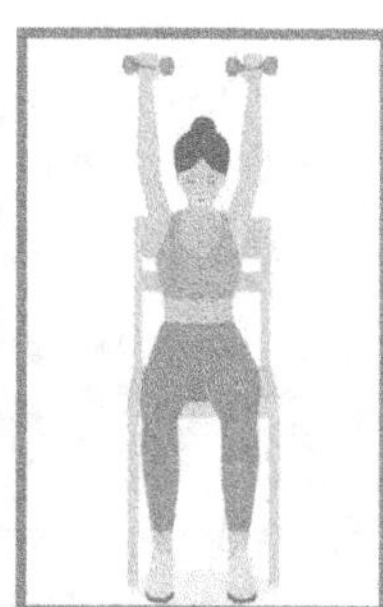

- अपने होठों को बंद करें और जीभ को अपने मुंह की छत पर लगाएं।
- अब सांस को अंदर तक लेकर जाएं और पेट तक ले जाने की कोशिश करें।
- जब आप कैंस को सिर के ऊपर ले जाते हैं तो धीरे–धीरे कैंस को नीचे ले कर आएं और सांस अंदर लें।
- जैसे ही कैंस को ऊपर लेकर जाएं तो सांस छोड़ दें और जब नीचे लेकर आएं तो सांस ले लें।
- एक मिनट तक अब इस प्रक्रिया को रिपीट करें।

एंड्यूरेंस हासिल करें (टोटल 10 मिनट के लिए)

- किसी ऐसी जगह पर वॉक करें जहां आप लम्बे–लम्बे पूरे वाक्य कह सकें। इसका मुख्य उद्देश्य आपको 10 मिनट तक वॉकिंग करवाना है। इस दौरान रुकें न।
- शुरुआत में आपको हो सकता है रेस्ट लेने की जरूरत पड़े लेकिन इस एक्सरसाइज को तब तक जारी रखें, जब तक आप पूरे 10 मिनट तक बिना रुके वॉक नहीं करने लग जाते।
- अगर आपको यह बहुत कठिन लग रहा है तो आप इसे आसान बनाने के लिए किसी ऐसी जगह जाएं जहां आप आसानी से चल सकते हैं और आप किसी सहारे के लिए कुर्सी या डंडे का प्रयोग भी कर सकते हैं।
- रोजाना आपको ऐसा 2 या 3 बार वॉक करना है।

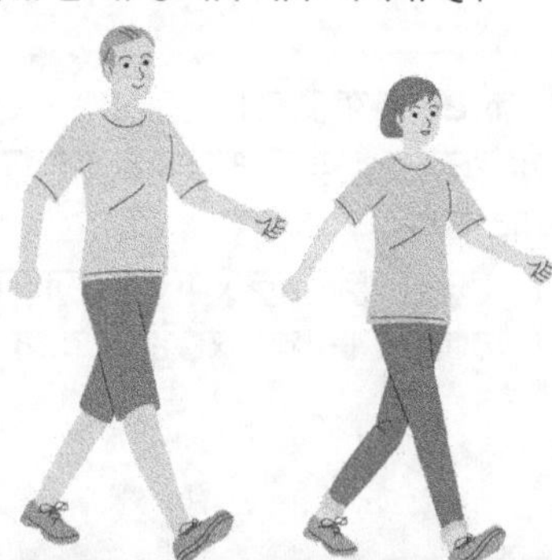

ॲंतिम चरण

डीप ब्रीदिंग (एक मिनट के लिए)

खड़े होकर डीप ब्रीदिंग करें (एक मिनट के लिए)

- सीधे खड़े रहें।
- अपने हाथों को अपने पेट के ऊपर रखें या उन्हें अपने पेट की साइड में लपेट लें।
- अपने होठों को बंद करें और अपनी जीभ को मुंह के ऊपर वाले हिस्से यानी मुंह की छत पर लगाएं।
- अपने नाक के माध्यम से सांस अंदर लें और हवा को अपने पेट तक लेकर जाएं जहां आपके हाथ रखें हुए हैं। अपनी सांस लेने के साथ–साथ कोशिश करें कि आपकी उंगलियां एक दूसरे से अलग–अलग हों अर्थात् उन्हें खोल लें।
- अब धीरे–धीरे अपने नाक से सांस छोड़ दें।
- इस डीप ब्रेथ की प्रक्रिया को एक मिनट तक रिपीट करें।

वेस्टीब्यूलर सिस्टम को चालू करें (टोटल 3 मिनट तक)

हाथ और घुटनों पर रॉक करना (2 मिनट के लिए)

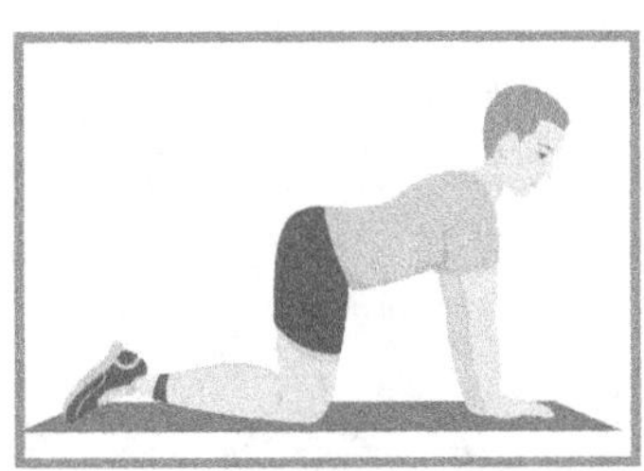

- यह गतिविधि आपके वेस्टीब्यूलर सिस्टम को एक्टिवेट करती है, आपकी स्पाइन को रिफ्लेक्सिव पोस्चर में ला कर उसे रेस्टोर करती है और आपके सभी जोड़ों को इंटीग्रेट करती है। रॉकिंग से आपके जज्बातों को भी थोड़ी राहत मिलती है और इससे आपका सारा शरीर रिस्टोर और रिकवर होता है। अपने हाथों और घुटनों पर आ जाएं। (इसे आप बेड पर भी कर सकते हैं।)
- अपने सिर को ऊपर करें और होरीजन पर अपनी नजरें टिकाए रखें।

● अपने होठों को बंद रखें और जीभ को मुंह की छत पर रखें और अपने नाक से सांस लें।

● छाती को स्थिर रखने के साथ–साथ अपने पैरों की ओर रॉक करें। अपने बैक को राउंड किए बिना जितना पीछे तक जाया जा सकता है उतना जाएं।

● फिर आगे की ओर रॉक करें।

● इसी प्रकार लगभग 2 मिनट तक रॉक करें।

विंडशील्ड वाइपर (एक मिनट तक)

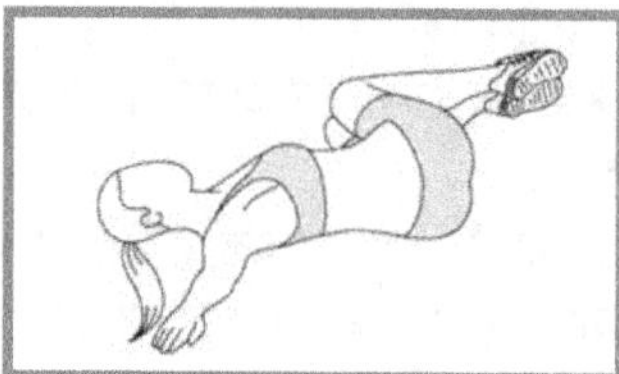

● यह रोलिंग का एक प्रकार है। यह आपकी स्पाइन में एक जेंटल रोटेशन करती है और इसके द्वारा आपकी रीब केज खुलती है और आपके कंधे और अधिक लचीले बनते हैं।

● अपनी कमर के बल लेटें और अपनी बाजुओं को अपने शरीर के परपेंडिकुलर रखें।

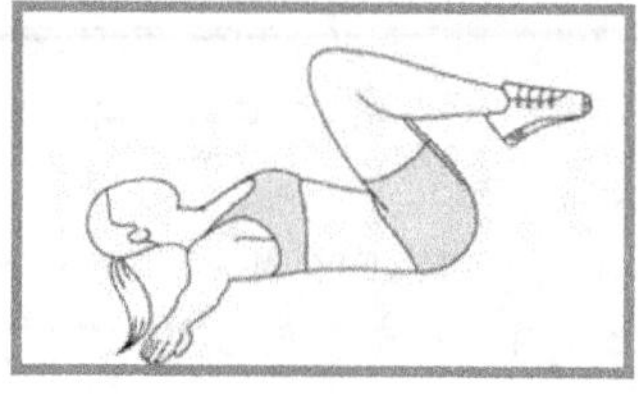

● अपने होठों को बंद रखें और जीभ को मुंह की छत पर रखें और अपने नाक से सांस लें।

● अपने घुटनों को मोड़ लें और अपने पैरों को छाती की ओर लेकर आएं। इस दौरान आपके पैर हवा में रहेंगे।

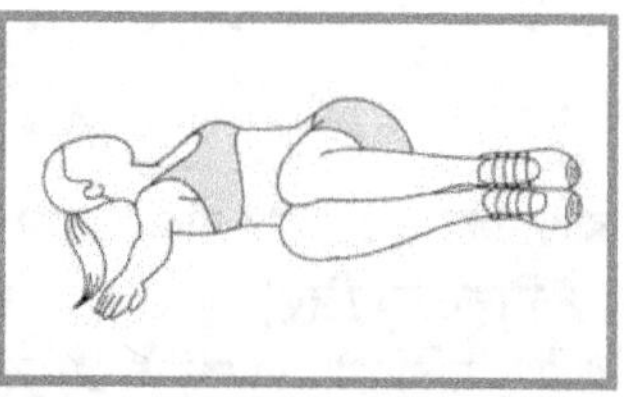

● अपनी आंखों द्वारा दाएं ओर देखें और फिर अपने सिर को इस दिशा में लाएं। अब अपने पैरों को दाईं ओर ले आएं। अपने कंधों को जमीन पर ही रखने की कोशिश करें।

● अपनी आंखों द्वारा बाएं ओर देखें और फिर अपने सिर को इस दिशा में लाएं। अब अपने पैरों को बाएं ओर ले आएं। ध्यान रखें अपने कंधों को जमीन पर ही रखने की कोशिश करें।

● इस क्रिया को रिलैक्स हो कर लगभग एक मिनट तक करते रहें।

बॉडी क्रॉस करना (टोटल 2 मिनट तक)

बर्ड डॉग (एक मिनट के लिए)

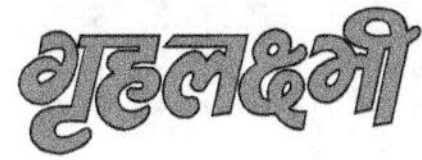

● यह आपके दोनों हाथों और पैरों में समन्वय स्थापित करके उन्हें एक साथ मूव करने में मदद करता है। क्रॉसबॉडी पैटर्न अपने पूरे नर्वस सिस्टम को मजबूत करता है और आपके सारे शरीर को एक साथ मूव करने में मदद करता है।

● अपने हाथों और घुटनों के बल हो जाएं। (इसे आप बेड पर भी कर सकते हैं)।

● अब अपनी नजरें सामने की ओर ही रखें।

● अब अपने होठों को बंद रखें और अपनी जीभ को मुंह की छत पर रखते हुए सांस अंदर की ओर लें।

● अपनी छाती को स्थिर रखते हुए अपने दाएं हाथ को और बाएं पैर को एक साथ बाहर निकालें और एक साथ इन्हें नीचे करें।

● अब अपने बाएं हाथ और दाएं पैर को एक साथ ऊपर की ओर उठाते हुए बाहर निकालें और एक साथ इन्हें नीचे करें।

● अब इस एक्सरसाइज को बारी–बारी करें और ऐसा एक मिनट के लिए करें।

स्टैंडिंग क्रॉस क्राउल टच (एक मिनट के लिए)

● पहले सीधे खड़े हो जाएं।

● अब अपने होठों को बंद कर लें और जीभ को ऊपर लगाएं और सांस को अंदर लें।

● अपना दायां हाथ लें और अपने बाईं जांघ को छुएं। अगर हो सके तो अपनी बाईं जांघ को उठा लें ताकि आपका हाथ उसे छू सके।

● अब अपना बायां हाथ लें और अपनी दाएं जांघ को उससे छुएं। अगर आपसे यह हो सकता है तो अपनी जांघ को थोड़ी ऊपर उठा लें ताकि आपका हाथ उसे छू सके।

- अब इस टच को रिलीज करें और शुरुआती अवस्था में आएं।
- इसी प्रकार बैक और फोर्थ अवस्था में आएं।
- अब इसी प्रक्रिया को एक मिनट तक दोहराएं।

स्ट्रेंथ बिल्डिंग (टोटल 3 मिनट के लिए)

स्टैंडिंग हील रेस
(एक मिनट के लिए)

- पहले सीधे खड़े हो जाएं और बैलेंस अच्छा बनाने के लिए अपने हाथों को किसी सर्फेस पर रख लें।
- अब अपने होठों को बंद कर लें और जीभ को ऊपर लगाएं और सांस को अंदर लें।

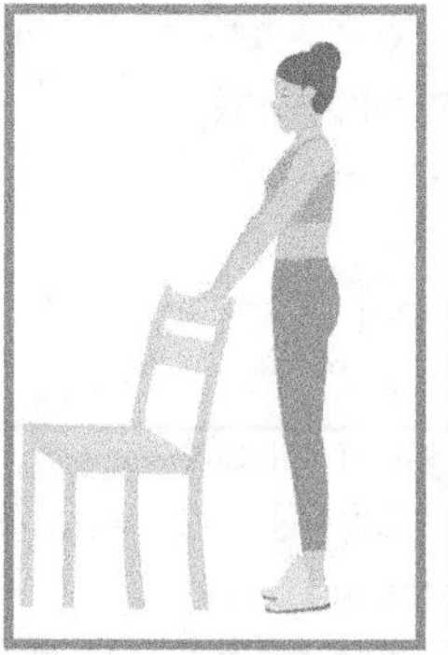 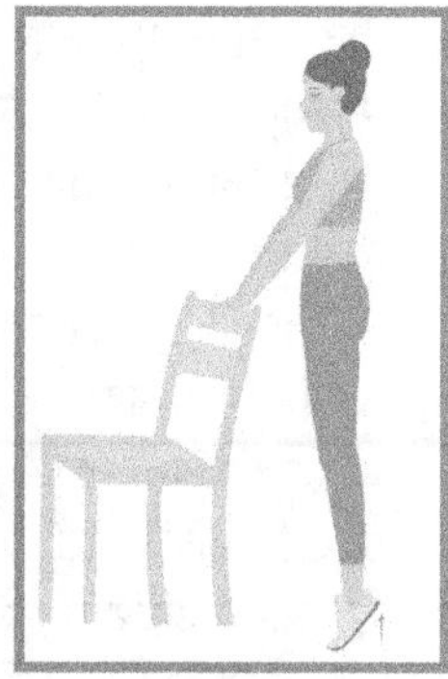

- अब अपने नाक से सांस लें और अपनी हील्स को उठाएं और केवल अपने पैरों की उंगलियों पर खड़े हों।
- अपने नाक से सांस छोड़ें और वापिस अपनी हील को जमीन पर रख लें।
- अपने पैरों के मोशन के साथ–साथ ही अपनी सांसों को मैच करने की कोशिश करें।
- जब आप अपनी हील्स को उठाते हैं तो सांस लें और जब आप वापिस जमीन पर अपनी हील्स रखते हैं तो सांस बाहर छोड़ें।
- अगर आपका बैलेंस अच्छा बन जाता है तो आप अपने हाथों को उस सर्फेस से उठा कर यह गतिविधि करने की ट्राई कर सकते हैं।
- इस गतिविधि को अब एक मिनट के लिए दोहराएं।

ब्रीदिंग मिनी स्क्वाट (एक मिनट के लिए)
- पहले सीधे खड़े हो जाएं और बैलेंस अच्छा बनाने के लिए अपने हाथों को किसी सर्फेस पर रख लें।

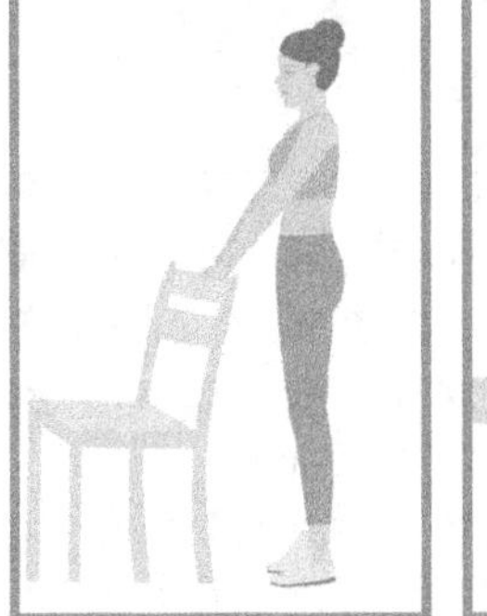
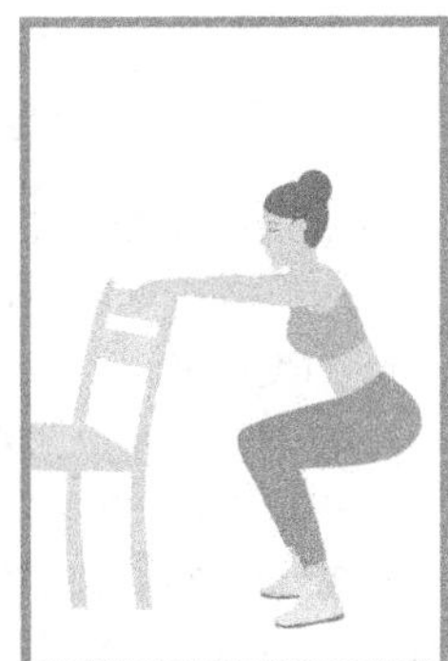

● अब अपने होठों को बंद कर लें और जीभ को ऊपर लगाएं और सांस को अंदर लें।

● अब अपने नाक से सांस लेकर पेट तक ले जाने की कोशिश करें।

● अब सांस छोड़ें और अपने आरामदायक लेवल तक स्क्वाट करने की कोशिश करें। जैसे ही आप नीचे झुकते हैं तो अपने घुटनों को अपने पैरों की उंगलियों के पीछे ही रखें।

● अब धीरे–धीरे वापिस उठें और सांस वापिस से अंदर लें। अब अपने हिप्स की मसल्स को स्क्वीज करें।

● अपनी सांसों को गतिविधि के साथ मैच करने की कोशिश करें।

● इस पूरी प्रक्रिया को एक मिनट तक दोहराएं।

वॉल पुश अप (एक मिनट तक)

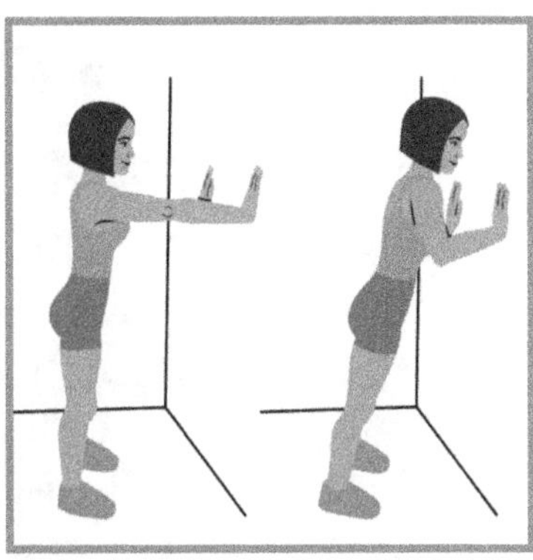

● दीवार से लगभग तीन फीट की दूरी पर खड़े हों।

● अपने पैरों को एक दूसरे से कंधों की दूरी के हिसाब से अलग–अलग दूरी पर रखें।

● अब दीवार की ओर आगे की तरफ झुकें।

● अब अपने होठों को बंद कर लें और जीभ को ऊपर लगाएं और सांस को अंदर लें।

● अब अपनी कोहनी को मोड़ लें।

● अब सांस छोड़ते हुए अपने शरीर को दीवार से दूर लेकर आएं।

● अपनी गतिविधि को अपनी सांसों से मैच करने की कोशिश करें।

● अब इसे एक मिनट तक रिपीट करें।

अपना टॉलरेंस लेवल बढ़ाएं (लगभग 30 से 45 मिनट तक)

● किसी ऐसी जगह पर वॉक करें जहां आप लम्बे–लम्बे पूरे वॉक कर सकें।

● इसका मुख्य उद्देश्य आपको 30 मिनट तक वॉकिंग करवाना है। इस दौरान रुकें न। शुरुआत में आपको हो सकता है रेस्ट लेने की जरूरत पड़े लेकिन इस एक्सरसाइज को तब तक जारी रखें जब तक आप पूरे 30 मिनट तक बिना रुके वॉक नहीं करने लग जाते।

● अगर यह आप आराम से और आसानी से कर सकते हैं तो ऐसे रास्ते पर वॉक करना चालू कर दें जो थोड़ा ऊंचाई की ओर हो और थोड़ा ऊबड़–खाबड़ हो।

● इसे एक हफ्ते में 5 बार दोहराएं।

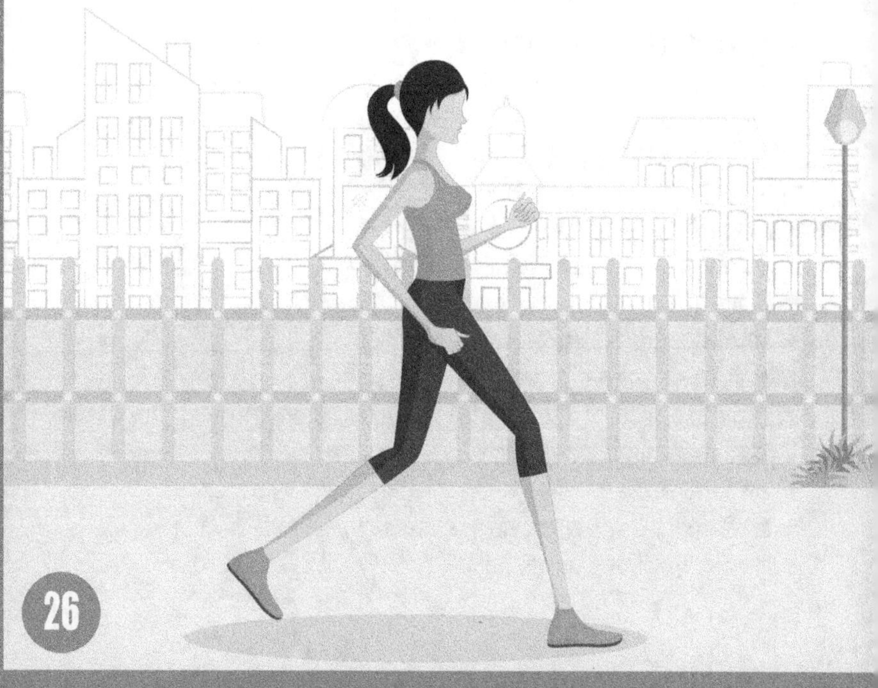

कोविड के दौरान इम्यूनिटी को बढ़ाने के लिए करें यह योगासन

कोविड की दूसरी लहर ने हमें बताया कि हमारे लिए ऑक्सीजन और एक बढ़िया स्वास्थ्य होना कितना जरूरी है। हमारे देश का चिकित्सा विभाग इतने अधिक मरीजों को लेकर पहले ही चिंतित और परेशान है इसलिए सभी की प्राथमिकता अब एक बेहतर स्वास्थ्य बना हुआ है। अगर आप भी अपनी इम्यूनिटी और सेहत को बेहतर रखना चाहते हैं तो आपको आज की योग एक्सरसाइज जरूर करनी चाहिए। योग के अधिकतर लाभों के बारे में तो आप जानते ही होंगे। यह हमारे मानसिक स्वास्थ्य के लिए भी बहुत लाभदायक है क्योंकि स्ट्रेस दूर करता है और मन में शांति देता है। आइए जानते हैं कुछ योगासनों के बारे में।

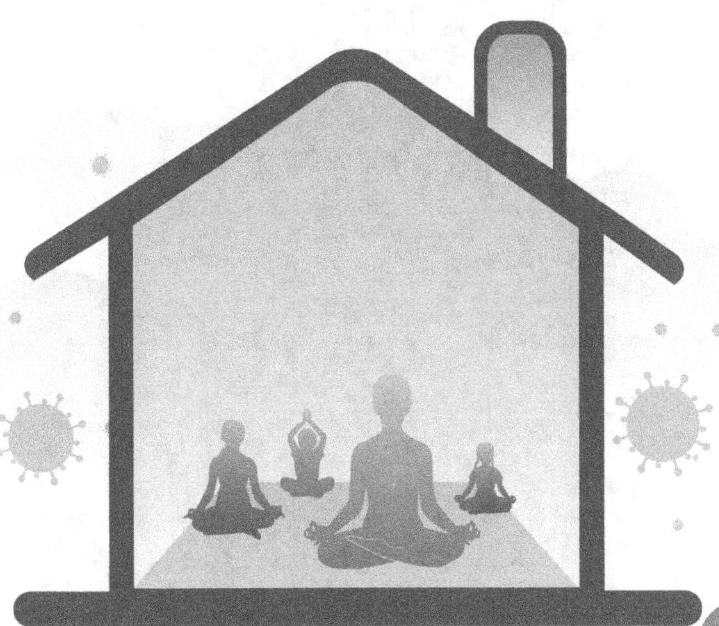

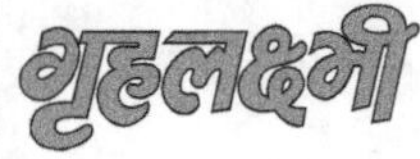

अनुलोम विलोम प्राणायाम

अपने पैरों पर पैर रख कर बैठें और अपने हाथों को अपने घुटनों पर रख कर एक साधु जैसी अवस्था में आइए। अपने दाएं नाक को अंगूठे से ढक कर उसे बंद कर लें और बाएं नाक से सांस लें और 4 तक गिने। अब बाएं नाक को अंगूठे से बंद कर लें और दाईं नाक से सांस छोड़ दें। ऐसे ही विपरीत नाकों के साथ करते रहें और दिन में इस प्रक्रिया को 5 मिनट तक करें।

इस योग के बहुत सारे लाभ हैं, जैसे– आपका इम्यून सिस्टम मजबूत होता है, आपकी याददाश्त तेज होती है, आपकी रेस्पिरेटरी सेहत बढ़िया रहती है।

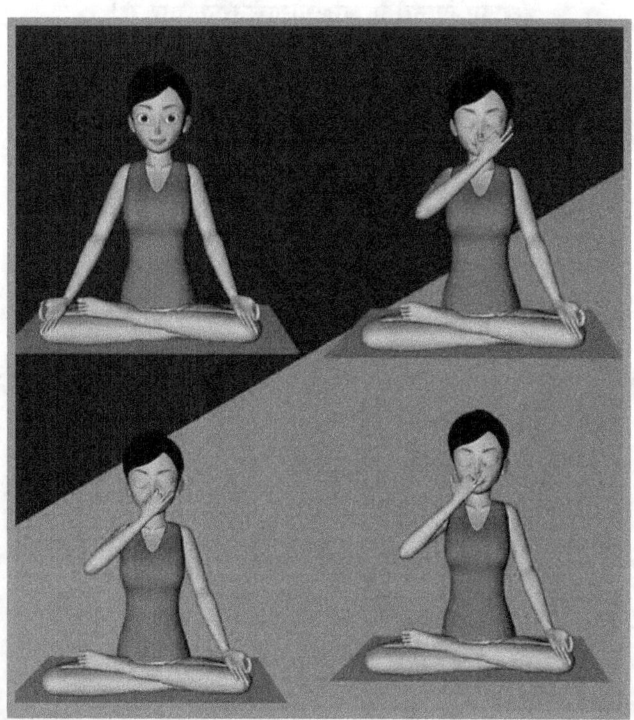

वृक्षासन

इसके दौरान आपको एक पेड़ के समान आसन लेना होता है। इसे करने के लिए पहले सीधे खड़े हो जाएं फिर एक टांग को घुटनों से मोड़ लें और संतुलन बनाएं। फिर अपने दोनों हाथों को अपने सिर से ऊपर ले जाएं और स्ट्रेच करें। अब दोनों हाथों को मिला लें और अंजलि मुद्रा में आएं। कुछ समय के लिए इसी पोस्चर में रहें। ऐसा ही दूसरे पैर के साथ भी करें। माइग्रेन या इनसोम्निया के मरीज यह योग न करें। इस आसन से आपके मन और शरीर का अच्छा संतुलन बनता है और यह आपके पैरों और कंधों को मजबूत भी बनाता है।

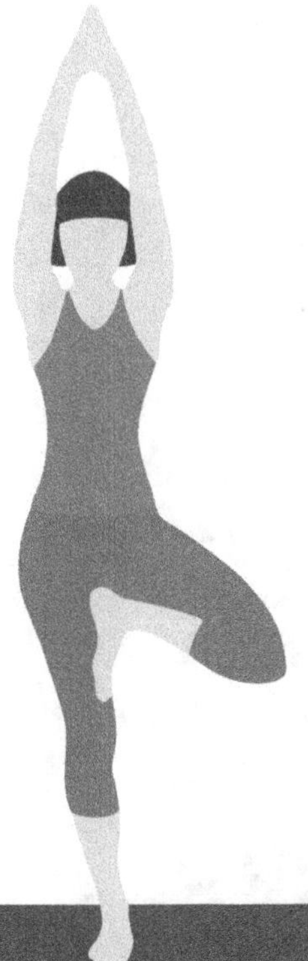

भुजंगासन

इसे करने के लिए अपने पेट के बल जमीन पर लेट जाइए और अपने हाथों को अपनी छाती के पास रखिए। बाजुओं को अपने शरीर के पास रखें। अब एक गहरी सांस लें और अपने सिर, गर्दन, कंधों को ऊपर उठाएं। अब अपने पेट और ऊपरी शरीर को भी ऊपर की ओर उठाएं और आसमान या छत की तरफ देखें। इस अवस्था में 5 सेकंड तक रहें और फिर दोबारा से लेट जाएं।

इस आसन को करने से आपकी स्पाइन, हिप्स मसल्स, छाती, अब्दोमन आदि तो मजबूत होंगे ही साथ में आपका ब्लड सर्कुलेशन भी बेहतर रूप से चलेगा।

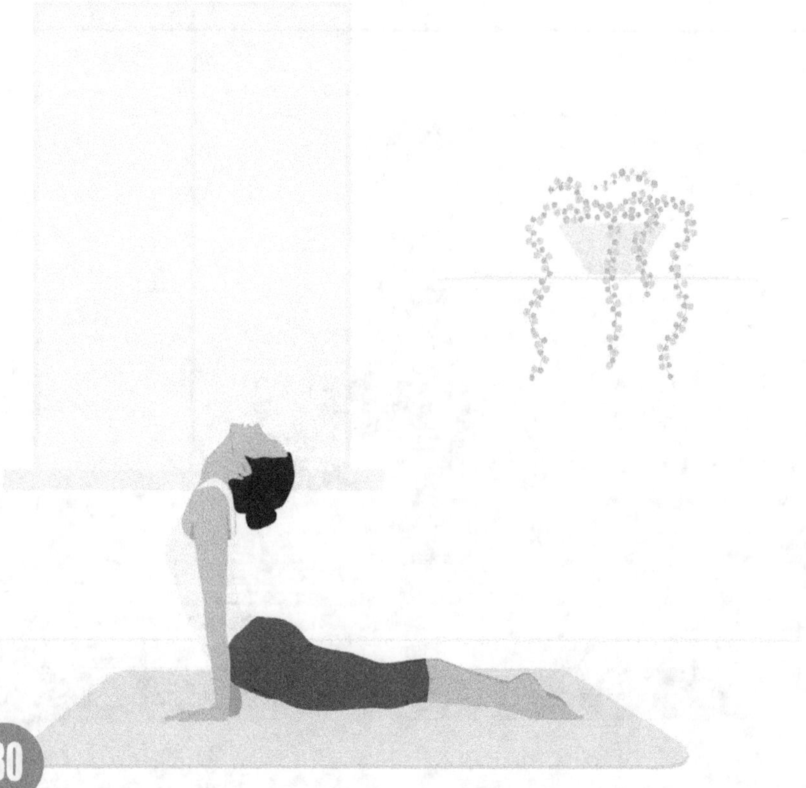

मत्स्यासन

अपनी कमर के बल लेट जाइए और अपने पैरों को सीधा रखें। अपने हाथों को जांघों के पीछे रखें। अपनी हथेलियों को कंधों के पास रखें। अब सांस अंदर लें और हथेलियों को जमीन पर प्रेस करें। अब अपने कंधों और सिर को थोड़ा ऊपर उठाएं और अपने सिर के टॉप को जमीन पर ही रखें। अब अपनी कमर को भी ऊपर उठाएं और अपने हाथों को नमस्कार मुद्रा में जोड़ लें। इसी अवस्था में 10 सेकंड के लिए रहें और रिलीज करें।

यह आसन आपकी छाती, हिप्स, एब्स और गर्दन को स्ट्रेच करता है। यह आसन आपकी बुद्धि और ज्ञान को बढ़ाने में भी लाभदायक माना जाता है।

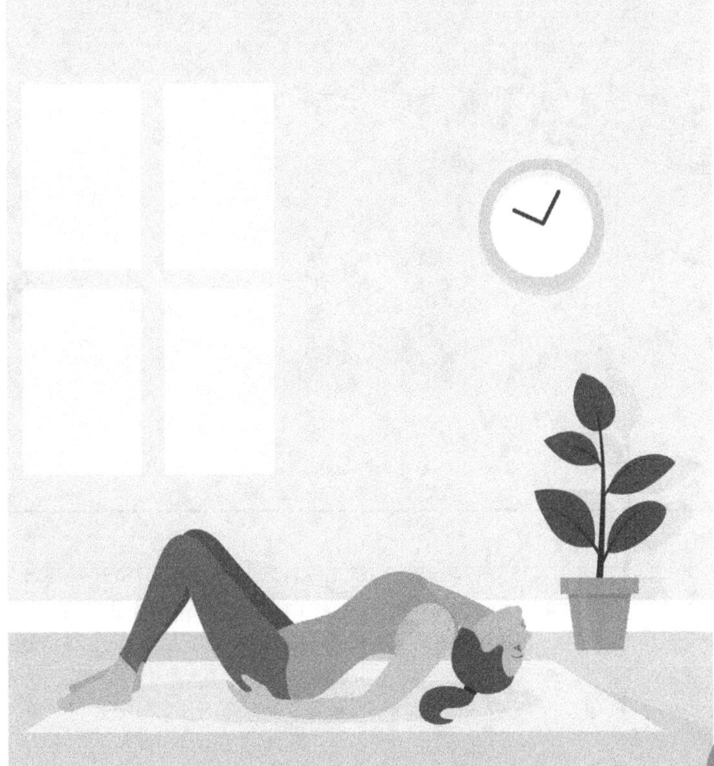

पश्चिमोत्तानासन

इस आसन को करने के लिए आपको पहले बैठ जाना है और अपने पैरों को आगे की ओर सीधा बढ़ा लें। अब एक लंबी सांस लें और अपने हाथों को अपने पैरों के ऊपर रखते हुए सीधे करके आगे बढ़ा लें। अब जैसे ही आप सांस छोड़ते हैं वैसे ही ऊपर आने की कोशिश करें।

डायबिटीज और ब्लड प्रेशर के मरीजों के लिए यह आसन बहुत ही लाभदायक माना जाता है। इस आसन का सबसे बड़ा लाभ है कि यह शरीर और मस्तिष्क को रिलैक्स करता है।

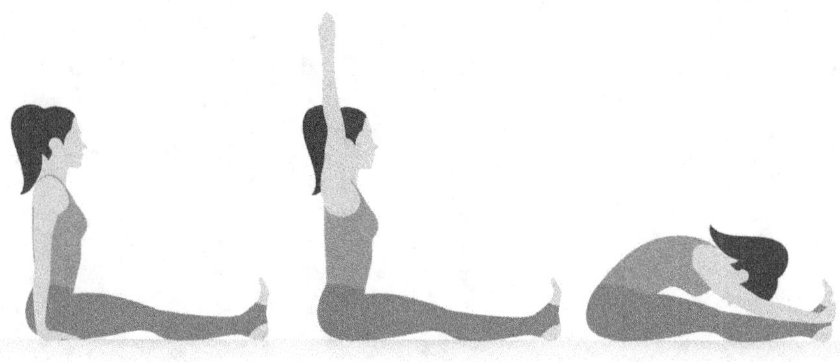

कोविड काल में आपको रोजाना कुछ समय के लिए जरूर एक्सरसाइज करनी चाहिए। इससे आपका शरीर फिट बनता है, आपका मन शांत रहता है और आपकी इम्यूनिटी भी बढ़ती है।

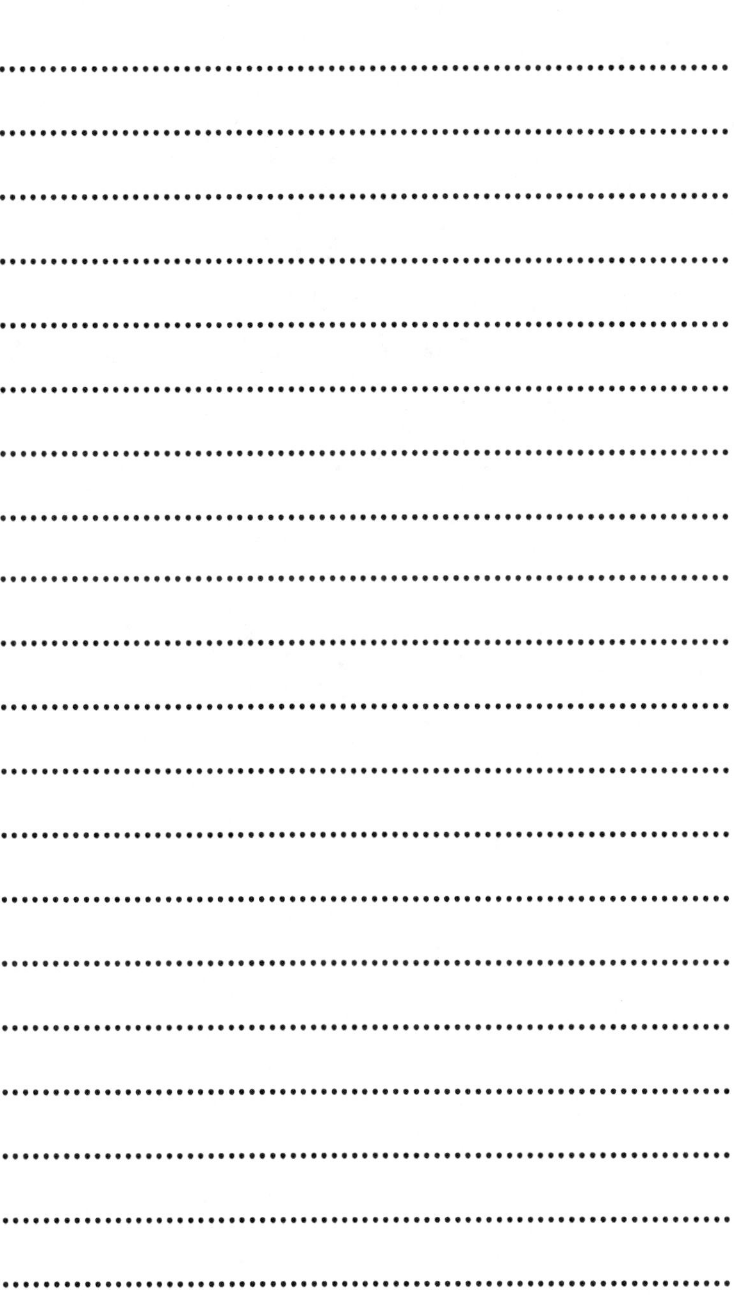

www.ingramcontent.com/pod-product-compliance
Lightning Source LLC
Chambersburg PA
CBHW061322140726

47998CB00007B/2519